LA GUÍA RECIÉN DIAGNOSTICADA DE LA DIETA DE HASHIMOTO

Recetas nutritivas y proceso de curación de la tiroiditis de Hashimoto.

Kerry O. Smith

DERECHOS DE AUTOR

Derechos de autor de © Kerry O. Smith 2024. Todos los derechos reservados.

Antes de que este documento sea duplicado o reproducido de cualquier manera, se debe obtener el consentimiento del editor. Por lo tanto, los contenidos que contiene no pueden almacenarse electrónicamente, transferirse ni mantenerse en una base de datos. Ni en parte ni en su totalidad se puede copiar, escanear, enviar por fax o conservar el documento sin la aprobación del editor o creador.

TABLA DE CONTENIDOS

INTRODUCCIÓN

Hola, soy Joan, y a la edad de 18 años, me encontré lidiando con los desafíos de la tiroiditis. No era solo un obstáculo para la salud; Se convirtió en una tensión financiera para mis padres.

Las facturas médicas se acumularon y el viaje fue duro. Avance rápido hasta el día de hoy, y puedo compartir una historia de transformación, resiliencia y esperanza, gracias a la ayuda de mi dieta personalizada y un libro increíble.

En aquel entonces, la tiroiditis ensombrecía mi vida. Fue un momento de incertidumbre e incomodidad, no solo para mí, sino para mi familia. La tensión sobre mis padres, tanto emocional como financieramente, era palpable. Las facturas médicas parecían caer en cascada como una montaña insuperable, y sentí el peso de sus sacrificios.

Sin embargo, cinco años después, la narrativa ha cambiado. Mi viaje dio un giro positivo cuando me topé con un libro que se convirtió en mi guía y confidente.

Sus páginas desplegaron una hoja de ruta para navegar por la intrincada danza entre la tiroiditis y la nutrición. Con la ayuda de mi dieta personalizada, descubrí una nueva fuerza, tanto física como emocionalmente.

Este libro se convirtió en un faro de luz, no solo describiendo la dieta de eliminación de 21 días, sino también entretejiendo consejos prácticos, recetas sabrosas y consejos sinceros en mi historia.

Cada capítulo resonaba con mis experiencias, convirtiendo lo que podría haber sido un plan dietético mundano en una aventura culinaria.

A medida que profundizaba en la sección de libros de cocina, me gustaba preparar comidas que no solo apoyaban mi salud, sino que también satisfacían mis papilas gustativas. Semana tras semana, las páginas de mi diario médico documentaban una metamorfosis, un cambio de la vulnerabilidad al empoderamiento.

La reintroducción de alimentos previamente eliminados en la semana 3 se sintió como una celebración del progreso. Salir a cenar se convirtió en una experiencia manejable, y las reuniones sociales se convirtieron en oportunidades para mostrar las deliciosas posibilidades de una dieta amigable con Hashimoto.

Hoy, me encuentro en la intersección de la gratitud y la resiliencia. La carga financiera se ha aliviado, mi salud ha mejorado y he aprendido a adoptar un estilo de vida que nutre tanto mi cuerpo como mi espíritu.

Este libro ha sido un verdadero compañero en mi viaje, convirtiendo lo que parecía un diagnóstico desalentador a los 18 años en una historia de triunfo a los 23.

Querido lector, espero que mi viaje te inspire. La vida con tiroiditis puede ser un desafío, pero con la orientación adecuada y una dieta personalizada, también puede ser un viaje de crecimiento, curación y alegría inesperada.

CAPÍTULO 1

Entendiendo la tiroiditis de Hashimoto

La tiroiditis de Hashimoto es una afección en la que el sistema inmunitario, el mecanismo de defensa de nuestro cuerpo, identifica erróneamente la glándula tiroides como una amenaza y lanza un ataque contra ella.

La tiroides, una pequeña glándula con forma de mariposa ubicada en el cuello, desempeña un papel crucial en la regulación de diversas funciones corporales mediante la producción de hormonas.

Estas hormonas, a saber, tiroxina (T4) y triyodotironina (T3), influyen en el metabolismo, los niveles de energía y el funcionamiento de los órganos.

En la enfermedad de Hashimoto, el sistema inmunitario produce anticuerpos que se dirigen a la tiroides, lo que provoca inflamación y posibles daños.

Con el tiempo, esta inflamación crónica puede afectar la capacidad de la tiroides para producir hormonas de manera eficiente, lo que resulta en una afección conocida como hipotiroidismo.

Es esencial tener en cuenta que no todas las personas con tiroiditis de Hashimoto desarrollarán hipotiroidismo, y la progresión de la enfermedad varía de persona a persona.

Reconocer el carácter silencioso de Hashimoto es esencial para comprender la condición. En las primeras etapas, las personas con frecuencia no detectan ningún síntoma. Es un atacante astuto que afecta sutilmente la función tiroidea sin causar síntomas obvios.

Los síntomas incluyen cansancio, aumento de peso, sensibilidad al frío, piel seca y puede aparecer debilidad muscular a medida que empeora la afección.

El diagnóstico suele implicar análisis de sangre para medir los niveles de hormona tiroidea y la presencia de anticuerpos específicos. Los anticuerpos anti-peroxidasa tiroidea (TPO) y los anticuerpos anti-tiroglobulina se evalúan comúnmente para confirmar la naturaleza autoinmune de la enfermedad de Hashimoto.

Examinemos ahora la importancia de esto y las posibles soluciones. Comprender el componente autoinmune es fundamental, ya que influye en la estrategia terapéutica.

Las técnicas efectivas de manejo para los trastornos autoinmunes tratan de reducir los síntomas y mantener la función tiroidea, aunque la medicación tradicional no pueda curarlos.

Una piedra angular del manejo de la enfermedad de Hashimoto es adoptar un estilo de vida personalizado y de apoyo, comenzando con la dieta. Muchas personas con Hashimoto encuentran alivio siguiendo una dieta libre de gluten. El gluten, una proteína que se encuentra en el trigo y los granos relacionados, se ha relacionado con afecciones autoinmunes de la tiroides.

Además, una dieta antiinflamatoria rica en alimentos ricos en nutrientes, como frutas, verduras y proteínas magras, puede ser beneficiosa.

A menudo entra en juego el concepto de una dieta de eliminación de 21 días, en la que ciertos alimentos se eliminan temporalmente para identificar posibles desencadenantes y sensibilidades. Esto puede servir como un reinicio para el sistema inmunológico y la salud digestiva.

Más allá de las consideraciones dietéticas, el manejo del estrés juega un papel fundamental. El estrés crónico puede exacerbar las enfermedades autoinmunes, incluida la de Hashimoto. La incorporación de técnicas de relajación, ejercicio regular y dormir lo suficiente puede contribuir al bienestar general.

En algunos casos, se pueden recetar medicamentos para complementar los niveles de hormona tiroidea y controlar el hipotiroidismo. Es importante trabajar en estrecha colaboración con los proveedores de atención médica para encontrar el equilibrio y la dosis adecuados.

Comprender la naturaleza autoinmune de la tiroiditis de Hashimoto, identificar posibles síntomas y adoptar una estrategia de atención integral es esencial para su conocimiento. Las personas pueden controlar su estrés, trabajar con proveedores médicos y abordar problemas dietéticos para ayudarlos a lograr un bienestar óptimo mientras navegan por esta afección con resiliencia.

Importancia de la dieta en el manejo de la enfermedad de Hashimoto

El papel de la dieta en el manejo de la tiroiditis de Hashimoto es primordial, ya que puede afectar significativamente los síntomas y la progresión de esta afección autoinmune.

En términos más simples, lo que comes juega un papel crucial en el apoyo a la capacidad de tu cuerpo para superar los desafíos que plantea la enfermedad de Hashimoto.

La enfermedad de Hashimoto implica que el sistema inmunitario ataca por error la glándula tiroides, lo que provoca inflamación y posibles daños. Una dieta bien pensada puede servir como una herramienta poderosa para mitigar la inflamación, optimizar la función tiroidea y mejorar el bienestar general.

Control de la inflamación: La tiroiditis de Hashimoto se caracteriza por la inflamación crónica de la glándula tiroides causada por una reacción autoinmune. Una dieta antiinflamatoria reduce la inflamación, alivia la tensión tiroidea y tal vez disminuye la progresión de la enfermedad.

Apoyo a la función tiroidea: Ciertos nutrientes son vitales para una función tiroidea óptima. Una dieta bien balanceada, rica en vitaminas y minerales esenciales como el selenio, el yodo y el zinc, asegura que la tiroides tenga los componentes básicos necesarios para producir hormonas de manera efectiva.

Equilibrar la respuesta inmunitaria: La dieta puede influir en el comportamiento del sistema inmunitario. Al evitar los posibles desencadenantes e incorporar alimentos que apoyan el sistema inmunológico, las personas con Hashimoto pueden ayudar a regular la respuesta inmunitaria, reduciendo la gravedad de los ataques a la tiroides.

Minimización de los síntomas: Hashimoto a menudo se presenta con síntomas como fatiga, aumento de peso y alteraciones del estado de ánimo. Una dieta adaptada a las necesidades individuales puede abordar las deficiencias nutricionales y contribuir al bienestar general, aliviando potencialmente algunos de estos síntomas.

Sensibilidad al gluten: Muchas personas con Hashimoto experimentan sensibilidad al gluten, una proteína que se encuentra en el trigo y los granos relacionados. Dejar de comer gluten puede ayudar a reducir la inflamación y mejorar los síntomas de las personas con sensibilidad al gluten.

Regulación del azúcar en la sangre: Mantener niveles estables de azúcar en la sangre es esencial para las personas con Hashimoto. Una dieta centrada en carbohidratos complejos, fibra y comidas equilibradas puede ayudar a regular el azúcar en la sangre, prevenir caídas de energía y apoyar el equilibrio hormonal.

Salud intestinal: La salud del intestino está estrechamente relacionada con las enfermedades autoinmunes. Una dieta de eliminación y la inclusión de alimentos ricos en probióticos pueden favorecer un microbioma intestinal saludable, lo que podría reducir la respuesta autoinmune observada en la enfermedad de Hashimoto.

Enfoque individualizado: Cada persona con Hashimoto puede responder de manera diferente a alimentos específicos. La adopción de un enfoque individualizado, como la dieta de eliminación de 21 días, permite a las personas identificar y evitar los alimentos que pueden desencadenar o empeorar los síntomas.

Prevención de deficiencias de nutrientes: La enfermedad de Hashimoto puede provocar deficiencias de nutrientes debido a una absorción deficiente. Una dieta rica en nutrientes ayuda a prevenir deficiencias y garantiza que el cuerpo tenga los recursos que necesita para un funcionamiento óptimo.

Descripción general de la dieta de eliminación de 21 días

La tiroiditis de Hashimoto es una afección caracterizada por una respuesta autoinmune que afecta a la glándula tiroides. Los síntomas de la enfermedad de Hashimoto incluyen fatiga, aumento de peso y cambios de humor. La dieta de eliminación de 21 días es un método para identificar y eliminar posibles desencadenantes que pueden agravar los síntomas de Hashimoto.

Pasos clave en la dieta de eliminación de 21 días:

Eliminar los desencadenantes comunes: El primer paso es eliminar ciertos alimentos que se sabe que contribuyen a la inflamación y las reacciones autoinmunes. Estos comúnmente incluyen gluten, lácteos, soja y azúcares refinados.

Concéntrese en los alimentos integrales: Durante los 21 días, enfatice los alimentos integrales y ricos en nutrientes como frutas, verduras, proteínas magras y grasas saludables. Esto ayuda a suministrar los nutrientes necesarios y promueve el bienestar general.

Realice un seguimiento de los síntomas: Lleve un diario para registrar los cambios en los síntomas a lo largo de la dieta. Esto puede ayudar a identificar patrones y señalar alimentos específicos que pueden ser problemáticos.

Fase de reintroducción: Después del período de eliminación, vuelva a introducir lentamente un grupo de alimentos eliminados a la vez, dejando pasar unos días entre cada reintroducción. Esté atento a cualquier reacción adversa o brote de síntomas.

Enfoque personalizado: La respuesta de cada individuo a los alimentos puede variar, por lo que la dieta de eliminación de 21 días es una herramienta para identificar un plan de alimentación personalizado y sostenible que respalde la salud óptima de las personas con Hashimoto.

¿Por qué la duración de 21 días?

El período de tiempo de 21 días se elige porque se alinea con el período de tiempo típico para que el cuerpo muestre reacciones notables a los cambios en la dieta. Es un período lo suficientemente largo como para permitir que el sistema inmunológico se asiente y para que los posibles alimentos desencadenantes se eliminen del sistema.

Beneficios de la dieta de eliminación de 21 días:

Identificación de los desencadenantes: Identificar los alimentos específicos que pueden exacerbar los síntomas de Hashimoto permite un enfoque específico y personalizado para controlar la afección.

Reducción de la inflamación: Al eliminar los alimentos potencialmente inflamatorios, la dieta tiene como objetivo reducir la inflamación general en el cuerpo, lo que es beneficioso para las enfermedades autoinmunes como la de Hashimoto.

Mejora del bienestar: Muchas personas informan que se sienten mejor, con una reducción de la fatiga y un mejor estado de ánimo, después de completar la dieta de eliminación de 21 días.

Consideraciones importantes:

Consulte a un profesional de la salud: Antes de comenzar cualquier dieta, especialmente una enfocada en controlar una afección médica, es crucial consultar con un profesional de la salud o un dietista registrado.

Variabilidad individual: Lo que funciona para una persona puede no funcionar para otra. La dieta de eliminación de 21 días es una herramienta para el autodescubrimiento y debe adaptarse a las necesidades individuales.

Cambios en el estilo de vida a largo plazo: El objetivo no es solo una solución a corto plazo. Los conocimientos obtenidos de la dieta de eliminación pueden informar las elecciones dietéticas a largo plazo que apoyan la salud y el bienestar general de las personas con la enfermedad de Hashimoto.

La vida después de la dieta de eliminación

Una vez que haya completado la dieta de eliminación de 21 días para Hashimoto e identificado los alimentos desencadenantes, el enfoque cambia a crear un estilo de vida sostenible y saludable. Así es como podría ser la vida después de la dieta de eliminación:

1. Dieta personalizada: Con base en sus experiencias durante la dieta de eliminación, ahora tiene una mejor comprensión de qué alimentos funcionan bien para usted y cuáles pueden desencadenar síntomas. Este conocimiento le ayuda a dar forma a un plan de alimentación personalizado y a largo plazo.

2. Nutrición equilibrada: Enfatice una dieta completa que incluya una variedad de alimentos ricos en nutrientes. Asegúrese de obtener suficientes vitaminas, minerales y otros nutrientes esenciales para apoyar la salud general y la función tiroidea.

3. Monitoreo regular: Vigile sus síntomas y niveles de energía. El autocontrol regular le permite detectar cualquier patrón o signo de malestar, lo que le ayuda a realizar los ajustes necesarios en su dieta o estilo de vida.

4. Alimentación consciente: Cultive un enfoque consciente de la alimentación. Presta atención a cómo te hacen sentir los diferentes alimentos y practica la alimentación intuitiva, escuchando las señales de tu cuerpo sobre el hambre y la saciedad.

5. Hidratación: Mantente bien hidratado. El agua juega un papel crucial en la salud en general, y una hidratación adecuada apoya varias funciones corporales, incluido el metabolismo.

6. Manejo del estrés: El estrés puede afectar los síntomas de Hashimoto, por lo que adoptar técnicas de manejo del estrés como la meditación, la respiración profunda o el yoga puede ser beneficioso.

7. Actividad física constante: Integre el ejercicio regular en su horario diario. El ejercicio no solo ayuda a controlar el peso, sino que también contribuye al bienestar general y puede ayudar a aliviar el estrés.

8. Consulta con profesionales de la salud: Continúe trabajando en estrecha colaboración con los profesionales de la salud, incluido su médico y un dietista registrado. Los chequeos regulares y las discusiones sobre su dieta y síntomas aseguran que esté en el camino correcto.

9. Flexibilidad en la dieta: Si bien es importante evitar los alimentos desencadenantes conocidos, también está bien ser flexible. Las indulgencias ocasionales o probar nuevos alimentos pueden ser parte de un enfoque equilibrado, siempre y cuando seas consciente de cómo reacciona tu cuerpo.

10. Apoyo de la comunidad: Conéctese con otras personas que tienen Hashimoto o afecciones autoinmunes. Compartir experiencias, consejos y conocimientos puede proporcionar un valioso apoyo y aliento en su viaje.

11. Recursos educativos: Manténgase informado sobre la enfermedad de Hashimoto y las enfermedades autoinmunes. El conocimiento es empoderador, y comprender más sobre su afección lo ayuda a tomar decisiones informadas sobre su salud.

12. Celebra el progreso: Reconoce y celebra el progreso que has logrado. Ya sea que se trate de mejores niveles de energía, un mejor estado de ánimo o una comprensión más clara de su cuerpo, reconocer los logros puede aumentar la motivación.

Recuerde, la vida después de la dieta de eliminación se trata de crear un estilo de vida sostenible y agradable que apoye su salud y bienestar. Es un viaje continuo de autodescubrimiento, aprendizaje y adaptación a lo que funciona mejor para ti.

CAPÍTULO 2: DESAYUNO

1. Lassi de cúrcuma y mango

INGREDIENTES

1 taza de trozos de mango (fresco o congelado)

1 taza de yogur griego natural (o alternativa sin lácteos)

1/2 cucharadita de cúrcuma en polvo

1 cucharada de miel o jarabe de arce

1/2 cucharadita de jengibre molido

1 taza de agua o agua de coco

Cubitos de hielo (opcional)

PREPARACIÓN

Licúa todos los ingredientes en una licuadora
hasta que quede suave.

Agregue cubitos de hielo si lo desea.

¡Vierte en un vaso y disfruta!

Tiempo de preparación: 5 minutos

Valor nutricional: Rico en probióticos, antioxidantes
y propiedades antiinflamatorias.

2. Gachas de calabaza tahini

INGREDIENTES

1 taza de calabaza cocida, machacada

2 cucharadas de tahini

1 cucharada de semillas de chía

1/2 cucharadita de canela

1/4 cucharadita de nuez moscada

1 taza de leche de almendras (o cualquier leche preferida)

PREPARACIÓN

Combine el puré de calabaza, el tahini, las semillas de chía, la canela y la nuez moscada en una cacerola.

Calienta a fuego medio, revolviendo continuamente.

Una vez caliente, agregue la leche de almendras y continúe revolviendo hasta que esté bien combinada y bien caliente.

Vierta en un tazón y cubra con tahini adicional si lo desea.

Tiempo de preparación: 10 minutos

Valor nutricional: Alto contenido de fibra, grasas saludables y vitaminas.

3. Revuelto de verduras

INGREDIENTES

2 huevos (o tofu para una opción vegana)

1/2 taza de pimientos morrones cortados en cubitos

1/2 taza de tomates cortados en cubitos

1/4 taza de cebollas picadas

1 taza de espinacas

Sal y pimienta al gusto

1 cucharada de aceite de oliva

PREPARACIÓN

Calienta el aceite de oliva en una sartén a fuego medio.

Agregue las cebollas y cocine hasta que estén transparentes.

Agregue los pimientos morrones y los tomates y saltee hasta que se ablanden.

Agregue las espinacas y cocine hasta que se ablanden.

Batir los huevos y verterlos en la sartén, revolviendo suavemente hasta que estén cocidos.

Condimentar con sal y pimienta.

Tiempo de preparación: 15 minutos

Valor nutricional: Alto contenido en proteínas, vitaminas y minerales.

4. Batido de desintoxicación verde brillante

INGREDIENTES

1 taza de hojas de col rizada, sin tallos

1/2 pepino, pelado y cortado en rodajas

1 manzana verde, sin corazón y picada

1/2 limón, exprimido

Trozo de jengibre de 1 pulgada, pelado

1 taza de agua de coco

Cubitos de hielo (opcional)

PREPARACIÓN

Licúa todos los ingredientes hasta que quede suave.

Agregue cubitos de hielo si lo desea.

¡Vierte en un vaso y disfruta!

Tiempo de preparación: 5 minutos

Valor nutricional: Repleto de antioxidantes, vitaminas e hidratación.

5. Batido Red Velvet

INGREDIENTES

1 remolacha pequeña, pelada y cortada en cubitos

1 taza de bayas mixtas congeladas

1/2 taza de yogur griego (o alternativa sin lácteos)

1 cucharada de cacao en polvo

1 cucharada de miel o jarabe de arce

1 taza de leche de almendras

PREPARACIÓN

Licúa todos los ingredientes hasta que quede suave.

Ajuste la dulzura con miel o jarabe de arce si es necesario.

¡Vierte en un vaso y disfruta!

Tiempo de preparación: 7 minutos

Valor nutricional: Rico en antioxidantes, fibra y probióticos.

6. Granola sin cereales

INGREDIENTES

1 taza de almendras picadas

1 taza de nueces picadas

1/2 taza de coco rallado sin azúcar

1/4 taza de semillas de chía

1/4 taza de aceite de coco, derretido

2 cucharadas de miel o jarabe de arce

1 cucharadita de extracto de vainilla

Pizca de sal

PREPARACIÓN

Precaliente el horno a 300 ° F (150 ° C).

En un tazón, mezcle las almendras, las nueces, el coco rallado y las semillas de chía.

En un recipiente aparte, mezcle el aceite de coco derretido, la miel o el jarabe de arce, el extracto de vainilla y la sal.

Combine los ingredientes húmedos y secos y extiéndalos en una bandeja para hornear.

Hornee durante 20-25 minutos o hasta que estén doradas, revolviendo ocasionalmente.

Deje que se enfríe por completo antes de guardarlo.

Tiempo de preparación: 30 minutos

Valor nutricional: Alto contenido de grasas saludables, fibra y proteínas.

7. Salchicha de desayuno y picadillo de coli

INGREDIENTES

1/2 libra de salchicha para el desayuno (elija una opción baja en azúcar)

2 tazas de arroz de coliflor

1/2 cebolla, cortada en cubitos

1 pimiento morrón, cortado en cubitos

2 cucharadas de aceite de oliva

Sal y pimienta al gusto

PREPARACIÓN

En una sartén, cocine la salchicha hasta que se dore. Retirar y reservar.

En la misma sartén, agregue el aceite de oliva, las cebollas y los pimientos morrones. Cocine hasta que se ablanden.

Agregue el arroz de coliflor y la salchicha cocida y cocine hasta que la coliflor esté tierna.

Sazone con sal y pimienta al gusto.

Tiempo de preparación: 20 minutos

Valor nutricional: Bajo en carbohidratos y alto en proteínas.

8. Muffins de harina de plátano y nueces y almendras

INGREDIENTES

2 plátanos maduros, machacados

3 huevos

1/4 taza de aceite de coco, derretido

1 cucharadita de extracto de vainilla

2 tazas de harina de almendras

1/2 cucharadita de bicarbonato de sodio

1/4 cucharadita de sal

1/2 taza de nueces picadas

PREPARACIÓN

Precaliente el horno a 350 ° F (175 ° C). Cubra un molde para muffins con revestimientos de papel.

En un tazón, mezcle el puré de plátanos, los huevos, el aceite de coco derretido y el extracto de vainilla.

En un recipiente aparte, combine la harina de almendras, el bicarbonato de sodio y la sal.

Agregue gradualmente los ingredientes secos a los ingredientes húmedos, mezclando bien.

Incorpora las nueces picadas.

Vierta la masa en moldes para muffins y hornee durante 20-25 minutos o hasta que un palillo salga limpio.

Tiempo de preparación: 30 minutos

Valor nutricional: Sin gluten y alto en grasas saludables.

9. Frittata de espinacas y hierbas

INGREDIENTES

6 huevos

1 taza de espinacas frescas, picadas

1/2 taza de hierbas frescas (como perejil, cebollino o eneldo), picadas

1/2 taza de tomates cherry, cortados por la mitad

Sal y pimienta al gusto

1 cucharada de aceite de oliva

PREPARACIÓN

Precaliente el horno a 350 ° F (175 ° C).

En un tazón, bata los huevos y sazone con sal y pimienta.

Caliente el aceite de oliva en una sartén apta para horno a fuego medio.

Agregue las espinacas, las hierbas y los tomates a la sartén y saltee hasta que las espinacas se marchiten.

Vierta los huevos batidos sobre las verduras en la sartén.

Cocine por unos minutos hasta que los bordes comiencen a cuajar.

Transfiera la sartén al horno y hornee durante 15-20 minutos o hasta que la frittata esté lista y ligeramente dorada.

Tiempo de preparación: 25 minutos

Valor nutricional: Alto contenido en proteínas, vitaminas y minerales.

10. Tazón de yogur de frambuesa y canela

INGREDIENTES

1 taza de yogur griego natural (o alternativa sin lácteos)

1/2 taza de frambuesas frescas

1 cucharada de semillas de chía

1 cucharada de mantequilla de almendras

1/2 cucharadita de canela

1 cucharadita de miel o jarabe de arce (opcional)

PREPARACIÓN

En un tazón, coloque capas de yogur griego, frambuesas frescas y semillas de chía.

Rocíe con mantequilla de almendras y espolvoree con canela.

Agregue miel o jarabe de arce si lo desea.

Tiempo de preparación: 5 minutos

Valor nutricional: Alto contenido en proteínas, fibra y antioxidantes.

11. Muffins de manzana y zanahoria para el desayuno

INGREDIENTES

1 taza de harina de almendras

1/2 taza de harina de coco

1 cucharadita de bicarbonato de sodio

1/2 cucharadita de canela

Pizca de sal

2 huevos

1/4 taza de aceite de coco, derretido

1/4 taza de miel o jarabe de arce

1 taza de manzanas ralladas

1 taza de zanahorias ralladas

PREPARACIÓN

Precaliente el horno a 350 ° F (175 ° C). Cubra un molde para muffins con revestimientos de papel.

En un tazón, mezcle la harina de almendras, la harina de coco, el bicarbonato de sodio, la canela y la sal.

En otro tazón, bata los huevos y mezcle el aceite de coco derretido y la miel o jarabe de arce.

Agregue gradualmente los ingredientes húmedos a los ingredientes secos, revolviendo hasta que estén bien combinados.

Incorpora las manzanas y zanahorias ralladas.

Vierta la masa en moldes para muffins y hornee durante 20-25 minutos o hasta que un palillo salga limpio.

Tiempo de preparación: 30 minutos

Valor nutricional: Sin gluten y alto en fibra.

12. Parfait de yogur de frutas y coco

INGREDIENTES

1 taza de yogur de coco

1/2 taza de bayas mixtas (fresas, arándanos, frambuesas)

1/4 taza de granola (elija una opción sin gluten si es necesario)

1 cucharada de coco rallado

Un chorrito de miel o jarabe de arce (opcional)

Preparación:

En un vaso o tazón, coloque capas de yogur de coco, bayas mixtas y granola.

Repita las capas hasta que el recipiente esté lleno.

Cubra con coco rallado.

Rocíe con miel o jarabe de arce si lo desea.

Tiempo de preparación: 5 minutos

Valor nutricional: Alto contenido en probióticos, antioxidantes y fibra.

CAPÍTULO 3: BOCADILLOS Y GOLOSINAS

1. Gomitas de cereza caseras

INGREDIENTES

1 taza de jugo de cereza (sin azúcar)

3 cucharadas de gelatina de animales alimentados con pasto

1-2 cucharadas de miel o jarabe de arce (opcional)

PREPARACIÓN

Caliente el jugo de cereza en una cacerola a fuego lento.

Agregue gradualmente la gelatina hasta que se disuelva por completo.

Si lo usa, agregue miel o jarabe de arce y revuelva hasta que esté bien combinado.

Vierte la mezcla en moldes de silicona o en un plato poco profundo.

Refrigere durante al menos 2 horas o hasta que cuaje.

Sácalo de los moldes o córtalo en cuadrados.

Tiempo de preparación: 10 minutos + tiempo de enfriamiento

Valor nutricional: Rico en antioxidantes y gelatina amigable con el intestino.

2.   Tarta de fresa y frutas

INGREDIENTES

Para la corteza:

1 taza de harina de almendras

1/4 taza de aceite de coco, derretido

2 cucharadas de miel o jarabe de arce

Para el relleno:

1 taza de crema de coco

1 cucharadita de extracto de vainilla

Fresas frescas, cortadas en rodajas

PREPARACIÓN

Precaliente el horno a 350 ° F (175 ° C).

Mezcle harina de almendras, aceite de coco derretido y miel o jarabe de arce para la corteza.

Presione la mezcla en un molde para tartas y hornee durante 10-12 minutos o hasta que esté dorada. Deja que se enfríe.

Batir la crema de coco con el extracto de vainilla hasta que quede esponjosa.

Extienda la crema de coco sobre la corteza enfriada.

Coloque las fresas en rodajas encima.

Refrigere durante al menos 1 hora antes de servir.

Tiempo de preparación: 20 minutos + tiempo de enfriamiento

Valor nutricional: Alto contenido en grasas saludables y antioxidantes.

3. Peras escalfadas en olla de cocción lenta

INGREDIENTES

4 peras maduras pero firmes, peladas y sin corazón

1 taza de agua

1/2 taza de miel o jarabe de arce

1 ramita de canela

4 clavos de olor

1 cucharadita de extracto de vainilla

PREPARACIÓN

Coloque las peras en la olla de cocción lenta.

En un tazón, mezcle el agua, la miel o el jarabe de arce, la rama de canela, el clavo y el extracto de vainilla.

Vierte la mezcla sobre las peras.

Cocine a fuego lento durante 2-3 horas o hasta que las peras estén tiernas.

Sirva caliente, rociado con el líquido de escalfado.

Tiempo de preparación: 10 minutos + tiempo de cocción lenta

Valor nutricional: Rico en fibra, vitaminas y minerales.

4. Nueces especiadas

INGREDIENTES

1 taza de nueces crudas

1 cucharada de aceite de coco, derretido

1 cucharadita de canela

1/2 cucharadita de jengibre molido

Pizca de sal marina

1 cucharada de jarabe de arce (opcional)

PREPARACIÓN

Precaliente el horno a 350 ° F (175 ° C).

En un tazón, mezcle las nueces con aceite de coco derretido, canela, jengibre molido y sal.

Extienda las nueces en una bandeja para hornear.

Hornee durante 10-12 minutos, revolviendo a la mitad.

Si lo usa, rocíe jarabe de arce sobre las nueces y revuelva para cubrir.

Déjalos enfriar por completo antes de servir.

Tiempo de preparación: 15 minutos

Valor nutricional: Alto contenido en grasas saludables y antioxidantes.

5. Huevos rellenos de aguacate

INGREDIENTES

6 huevos duros, cortados por la mitad

1 aguacate maduro, machacado

1 cucharada de jugo de limón

1 cucharadita de mostaza de Dijon

Sal y pimienta al gusto

Pimentón para decorar

PREPARACIÓN

Retire las yemas de los huevos y colóquelas en un bol.

Agregue puré de aguacate, jugo de limón, mostaza de Dijon, sal y pimienta a las yemas.

Triture y mezcle hasta que quede suave.

Vierta la mezcla en las claras de huevo.

Espolvorea con pimentón para decorar.

Tiempo de preparación: 15 minutos

Valor nutricional: Alto contenido en grasas saludables y proteínas.

6. Papas fritas de zanahoria crujientes y crujientes

INGREDIENTES

4 zanahorias grandes, peladas y cortadas en palitos de fósforo

1 cucharada de aceite de oliva

1 cucharadita de pimentón

1/2 cucharadita de ajo en polvo

Sal y pimienta al gusto

PREPARACIÓN

Precaliente el horno a 425 ° F (220 ° C).

En un tazón, mezcle los palitos de zanahoria con aceite de oliva, pimentón, ajo en polvo, sal y pimienta.

Extienda las zanahorias en una bandeja para hornear en una sola capa.

Hornee durante 20-25 minutos o hasta que esté crujiente, revolviendo a la mitad.

Tiempo de preparación: 15 minutos

Valor nutricional: Alto contenido de fibra, vitaminas y antioxidantes.

7.   Chips de col rizada

INGREDIENTES

1 manojo de col rizada, sin tallos y cortada en trozos pequeños

1 cucharada de aceite de oliva

1/2 cucharadita de sal marina

1/4 cucharadita de ajo en polvo

1/4 cucharadita de pimentón

PREPARACIÓN

Precaliente el horno a 350 ° F (175 ° C).

En un tazón, mezcle los trozos de col rizada con aceite de oliva, sal marina, ajo en polvo y pimentón.

Extienda la col rizada en una bandeja para hornear.

Hornee durante 10-15 minutos o hasta que esté crujiente, revisando con frecuencia para evitar que se queme.

Tiempo de preparación: 15 minutos

Valor nutricional: Alto contenido en fibra, vitaminas y minerales.

8. Guacamole con jícama

INGREDIENTES

3 aguacates maduros, pelados y machacados

1/4 taza de cebolla morada, finamente picada

1/4 taza de cilantro fresco, picado

1 jalapeño, sin semillas y picado

1 lima, exprimida

Sal y pimienta al gusto

Palitos de jícama para mojar

PREPARACIÓN

En un tazón, combine el puré de aguacates, la cebolla morada, el cilantro, el jalapeño, el jugo de limón, la sal y la pimienta.

Mezcle hasta que esté bien combinado.

Sirve con palitos de jícama para mojar.

Tiempo de preparación: 15 minutos

Valor nutricional: Alto contenido de grasas saludables, fibra y vitaminas.

9. Rondas de calabacín con tapenade

INGREDIENTES

2 calabacines, cortados en rodajas

1 cucharada de aceite de oliva

Sal y pimienta al gusto

Tapenade de aceitunas para cubrir

PREPARACIÓN

Precaliente el horno a 400 ° F (200 ° C).

Mezcle las rodajas de calabacín con aceite de oliva, sal y pimienta.

Coloque las rondas en una bandeja para hornear.

Hornee durante 15-20 minutos o hasta que estén doradas.

Cubra cada ronda con una pequeña cucharada de tapenade de aceitunas.

Tiempo de preparación: 20 minutos

Valor nutricional: Bajo en carbohidratos y alto en fibra.

10. Encurtidos de eneldo en refrigerador

INGREDIENTES

4-5 pepinos pequeños, cortados en rodajas

1 taza de agua

1 taza de vinagre blanco

1 cucharada de sal

1 cucharada de semillas de eneldo

1 cucharadita de granos de pimienta negra

2 dientes de ajo picados

PREPARACIÓN

En un frasco, combine el agua, el vinagre blanco, la sal, las semillas de eneldo, los granos de pimienta negra y el ajo picado.

Revuelva hasta que la sal se disuelva.

Agregue rodajas de pepino al frasco, asegurándose de que estén completamente sumergidas en el líquido.

Selle el frasco y refrigere durante al menos 24 horas antes de servir.

Tiempo de preparación: 10 minutos + tiempo de enfriamiento

Valor nutricional: Bajo en calorías y fuente de probióticos.

11. Chips de plátano

INGREDIENTES

2 plátanos verdes, cortados en rodajas finas

2 cucharadas de aceite de coco, derretido

Sal al gusto

Preparación:

Precaliente el horno a 375 ° F (190 ° C).

Mezcle las rodajas de plátano con aceite de coco derretido y sal.

Coloque las rodajas en una bandeja para hornear.

Hornee durante 15-20 minutos o hasta que esté crujiente, volteando a la mitad.

Tiempo de preparación: 15 minutos

Valor nutricional: Alto contenido en fibra y una alternativa más saludable a las papas fritas tradicionales.

12. Cuero de harina de chufa de cereza

INGREDIENTES

2 tazas de cerezas, sin hueso

1/2 taza de harina de chufa

2 cucharadas de miel o jarabe de arce

PREPARACIÓN

Precaliente el horno a 170 ° F (75 ° C) o la configuración más baja.

En una licuadora, haga puré de cerezas hasta que quede suave.

En un tazón, combine el puré de cerezas, la harina de chufa y la miel o el jarabe de arce.

Extienda la mezcla en una bandeja para hornear forrada con papel pergamino.

Deshidratar en el horno durante 6-8 horas o hasta que el cuero ya no esté pegajoso.

Cortar en tiras y enrollar.

Tiempo de preparación: 15 minutos + tiempo de deshidratación

Valor nutricional: Alto contenido de antioxidantes y una alternativa saludable al cuero de frutas comerciales.

CAPÍTULO 4: VERDURAS Y GUARNICIONES FÁCILES

1. Ensalada fría de zoodle asiático

INGREDIENTES

2 calabacines medianos, en espiral

1 zanahoria cortada en juliana

1/2 taza de col lombarda, cortada en rodajas finas

1/4 taza de cebolletas picadas

1/4 taza de cilantro picado

2 cucharadas de aceite de sésamo

2 cucharadas de tamari o aminoácidos de coco

1 cucharada de vinagre de arroz

1 cucharada de semillas de sésamo (opcional)

PREPARACIÓN

En un tazón grande, combine los fideos de calabacín, la zanahoria cortada en juliana, el repollo rojo en rodajas, las cebolletas y el cilantro.

En un tazón pequeño, mezcle el aceite de sésamo, el tamari o aminoácidos de coco y el vinagre de arroz.

Vierta el aderezo sobre las verduras y revuelva hasta que estén bien cubiertas.

Espolvorea con semillas de sésamo si lo deseas.

Refrigere durante al menos 30 minutos antes de servir.

Tiempo de preparación: 15 minutos

Valor nutricional: Bajo en carbohidratos, alto contenido en fibra y antioxidantes.

2. Botes de calabacín con hierbas al horno

INGREDIENTES

4 calabacines medianos, cortados por la mitad a lo largo

1 cucharada de aceite de oliva

1 taza de tomates cherry, cortados a la mitad

1/2 taza de queso feta, desmenuzado

2 cucharadas de albahaca fresca, picada

Sal y pimienta al gusto

PREPARACIÓN

Precaliente el horno a 375 ° F (190 ° C).

Saque el centro de las mitades de calabacín, dejando una forma similar a un bote.

Unte los calabacines con aceite de oliva y colóquelos en una fuente para hornear.

En un tazón, mezcle los tomates cherry, el queso feta y la albahaca fresca. Condimentar con sal y pimienta.

Vierta la mezcla en los botes de calabacín.

Hornee durante 20-25 minutos o hasta que el calabacín esté tierno.

Tiempo de preparación: 15 minutos

Valor nutricional: Bajo en carbohidratos, alto en fibra y una buena fuente de vitaminas y minerales.

3.   Ensalada cremosa de col con piña

INGREDIENTES

4 tazas de repollo rallado

1 taza de zanahorias ralladas

1 taza de trozos de piña

1/2 taza de mayonesa (preferiblemente casera o comprada en una tienda de calidad)

2 cucharadas de vinagre de sidra de manzana

1 cucharada de miel o jarabe de arce

Sal y pimienta al gusto

PREPARACIÓN

En un tazón grande, combine el repollo rallado, las zanahorias ralladas y los trozos de piña.

En un tazón pequeño, mezcle la mayonesa, el vinagre de sidra de manzana, la miel o el jarabe de arce, la sal y la pimienta.

Vierta el aderezo sobre la ensalada de col y revuelva hasta que esté bien cubierto.

Refrigere durante al menos 1 hora antes de servir.

Tiempo de preparación: 15 minutos

Valor nutricional: Rico en fibra, vitaminas y dulzura natural de la piña.

4.   Calabacín relleno

INGREDIENTES

4 calabacines medianos, cortados por la mitad a lo largo

1 cucharada de aceite de oliva

1 cebolla cortada en cubitos

2 dientes de ajo picados

1 pimiento morrón, cortado en cubitos

1 taza de tomates cherry, cortados a la mitad

1 taza de espinacas picadas

1/2 taza de queso feta, desmenuzado

Sal y pimienta al gusto

PREPARACIÓN

Precaliente el horno a 375 ° F (190 ° C).

Saca el centro de las mitades de calabacín.

En una sartén, calienta el aceite de oliva a fuego medio. Agregue la cebolla y el ajo y saltee hasta que se ablanden.

Agregue el pimiento, los tomates cherry y las espinacas. Cocine hasta que las verduras estén tiernas.

Rellena las mitades de calabacín con la mezcla de verduras.

Cubra con queso feta desmenuzado.

Hornee durante 20-25 minutos o hasta que el calabacín esté bien cocido.

Tiempo de preparación: 25 minutos

Valor nutricional: Bajo en carbohidratos, alto en fibra y una buena fuente de vitaminas.

5. Tazón de "arroz" vegetariano

INGREDIENTES

2 tazas de arroz de coliflor

1 cucharada de aceite de coco

1 taza de floretes de brócoli

1 zanahoria rallada

1/2 taza de guisantes, cortados en rodajas

2 cucharadas de tamari o aminoácidos de coco

1 cucharadita de aceite de sésamo

1 cucharada de semillas de sésamo (opcional)

Cebollas verdes picadas para decorar

PREPARACIÓN

En un procesador de alimentos, pulse la coliflor hasta que se asemeje al arroz.

En una sartén, calienta el aceite de coco a fuego medio. Agregue el arroz de coliflor y cocine hasta que esté tierno.

Agregue el brócoli, la zanahoria rallada y los guisantes. Cocine hasta que las verduras estén tiernas y crujientes.

En un tazón pequeño, mezcle tamari o aminoácidos de coco con aceite de sésamo. Vierta sobre la mezcla de arroz con verduras.

Mezcle hasta que esté bien combinado. Adorne con semillas de sésamo y cebollas verdes picadas.

Tiempo de preparación: 20 minutos

Valor nutricional: Bajo en carbohidratos, bajo en calorías y alto en fibra.

6.   Espagueti   Calabaza Marinara

INGREDIENTES

1 calabaza espagueti mediana

2 cucharadas de aceite de oliva

1 cebolla cortada en cubitos

2 dientes de ajo picados

1 lata (14 oz) de tomates triturados

1 cucharadita de orégano seco

1 cucharadita de albahaca seca

Sal y pimienta al gusto

Perejil fresco para decorar

PREPARACIÓN

Precaliente el horno a 375 ° F (190 ° C).

Corta la calabaza espagueti por la mitad a lo largo y retira las semillas.

Rocíe con aceite de oliva y coloque la calabaza, con el lado cortado hacia abajo, en una bandeja para hornear.

Hornee durante 40-45 minutos o hasta que la calabaza esté tierna con un tenedor.

En una sartén, calienta el aceite de oliva a fuego medio. Agregue la cebolla y el ajo y saltee hasta que se ablanden.

Agregue los tomates triturados, el orégano, la albahaca, la sal y la pimienta. Cocine a fuego lento durante 15-20 minutos.

Raspe la calabaza espagueti con un tenedor para crear "fideos".

Cubra con salsa marinara y decore con perejil fresco.

Tiempo de preparación: 50 minutos

Valor nutricional: Bajo en carbohidratos, alto en fibra y una buena fuente de vitaminas.

7.   Huevos Rancheros

INGREDIENTES

4 huevos

1 cucharada de aceite de oliva

1 cebolla cortada en cubitos

2 dientes de ajo picados

1 pimiento morrón, cortado en cubitos

1 lata (14 oz) de tomates cortados en cubitos

1 cucharadita de comino molido

1 cucharadita de chile en polvo

Sal y pimienta al gusto

Cilantro fresco para decorar

Rodajas de aguacate para servir

PREPARACIÓN

En una sartén, calienta el aceite de oliva a fuego medio. Agregue la cebolla y el ajo y saltee hasta que se ablanden.

Agregue el pimiento morrón, los tomates cortados en cubitos, el comino molido, el chile en polvo, la sal y la pimienta. Cocine a fuego lento durante 10 minutos.

Haga huecos en la mezcla de tomate y rompa huevos en cada pocillo.

Tape y cocine hasta que los huevos estén cocidos a su gusto.

Adorne con cilantro fresco y sirva con rodajas de aguacate.

Tiempo de preparación: 20 minutos

Valor nutricional: Alto contenido en proteínas, vitaminas y grasas saludables.

8.   Curry de boniato

INGREDIENTES

2 batatas medianas, peladas y cortadas en cubitos

1 cucharada de aceite de coco

1 cebolla cortada en cubitos

2 dientes de ajo picados

1 cucharada de jengibre rallado

1 cucharada de curry en polvo

1 lata (14 oz) de leche de coco

1 taza de caldo de verduras

1 taza de espinacas

Sal y pimienta al gusto

Cilantro fresco para decorar

PREPARACIÓN

En una olla, calienta el aceite de coco a fuego medio. Agregue la cebolla, el ajo y el jengibre rallado y saltee hasta que se ablanden.

Agregue el curry en polvo y revuelva durante 1-2 minutos.

Agregue las batatas cortadas en cubitos, la leche de coco y el caldo de verduras. Deje hervir a fuego lento y cocine hasta que las batatas estén tiernas.

Agregue las espinacas hasta que se ablanden.

Condimentar con sal y pimienta. Adorne con cilantro fresco.

Tiempo de preparación: 30 minutos

Valor nutricional: Alto contenido en fibra, vitaminas y propiedades antiinflamatorias.

9. Ensalada de hinojo marinado balsámico

INGREDIENTES

2 bulbos de hinojo, cortados en rodajas finas

1/4 taza de aceite de oliva

2 cucharadas de vinagre balsámico

1 cucharadita de mostaza de Dijon

1 cucharadita de miel o jarabe de arce

Sal y pimienta al gusto

Perejil fresco picado para decorar

PREPARACIÓN

En un tazón, mezcle el aceite de oliva, el vinagre balsámico, la mostaza de Dijon, la miel o el jarabe de arce, la sal y la pimienta.

Agregue el hinojo en rodajas finas al tazón y revuelva hasta que esté bien cubierto.

Déjalo marinar durante al menos 30 minutos.

Adorne con perejil fresco picado antes de servir.

Tiempo de preparación: 15 minutos + tiempo de marinado

Valor nutricional: Bajo en calorías, alto en fibra y una buena fuente de vitaminas.

10. Cebollas rojas en escabeche rápidas

INGREDIENTES

1 cebolla morada grande, cortada en rodajas finas

1/2 taza de vinagre de sidra de manzana

1 cucharada de miel o jarabe de arce

1 cucharadita de sal

1/2 cucharadita de granos de pimienta negra

1 hoja de laurel

PREPARACIÓN

Coloque la cebolla morada en rodajas finas en un frasco.

En una cacerola pequeña, combine el vinagre de sidra de manzana, la miel o el jarabe de arce, la sal, los granos de pimienta negra y la hoja de laurel.

Lleve la mezcla a fuego lento, revolviendo hasta que la sal se disuelva.

Vierta el líquido caliente sobre las cebollas rojas en el frasco.

Deje que las cebollas en escabeche se enfríen a temperatura ambiente antes de sellar el frasco.

Refrigere durante al menos 1 hora antes de servir.

Tiempo de preparación: 15 minutos + tiempo de decapado

Valor nutricional: Bajo en calorías, agrega sabor a los platos y es una fuente de probióticos.

CAPÍTULO 5:
PRINCIPALES MARISCOS

1. Mahi-Mahi con Mango Agrodolce

INGREDIENTES

4 filetes de mahi-mahi

Sal y pimienta al gusto

1 cucharada de aceite de oliva

Para Mango Agrodolce:

1 mango maduro, pelado y cortado en cubitos

2 cucharadas de vinagre balsámico

1 cucharada de miel o jarabe de arce

1 cucharadita de jengibre rallado

Sal al gusto

PREPARACIÓN

Sazone los filetes de mahi-mahi con sal y pimienta.

En una sartén, calienta el aceite de oliva a fuego medio-alto.

Dorar los filetes de dorado durante 3-4 minutos por lado o hasta que estén bien cocidos.

En una cacerola aparte, combine el mango cortado en cubitos, el vinagre balsámico, la miel o el jarabe de arce, el jengibre rallado y la sal.

Cocine a fuego medio hasta que el mango se ablande y la salsa esté ligeramente espesa.

Sirve los filetes de mahi-mahi cubiertos con agrodolce de mango.

Tiempo de preparación: 20 minutos

Valor nutricional: Alto contenido en ácidos grasos omega-3, proteínas y vitaminas.

2.   Fletán asado a la sartén

INGREDIENTES

4 filetes de fletán

2 cucharadas de aceite de oliva

Sal y pimienta al gusto

1 limón, cortado en rodajas

Hierbas frescas para decorar (como perejil o eneldo)

PREPARACIÓN

Precaliente el horno a 400 ° F (200 ° C).

Sazone los filetes de fletán con sal y pimienta.

En una sartén apta para horno, calienta el aceite de oliva a fuego medio-alto.

Dorar los filetes de fletán durante 2 minutos por cada lado.

Coloque rodajas de limón encima de cada filete.

Transfiera la sartén al horno precalentado y ase durante 8-10 minutos o hasta que el fletán esté bien cocido.

Adorne con hierbas frescas antes de servir.

Tiempo de preparación: 15 minutos

Valor nutricional: Alto contenido en proteínas, ácidos grasos omega-3 y vitamina D.

3. Tacos de bacalao mexicano

INGREDIENTES

1 libra de filetes de bacalao

1 cucharada de aceite de oliva

1 cucharadita de chile en polvo

1/2 cucharadita de comino

1/2 cucharadita de pimentón

Sal y pimienta al gusto

Tortillas de maíz o sin gluten

ensalada de repollo (repollo rallado, jugo de limón y cilantro) para cubrir

Salsa y rodajas de aguacate para servir

PREPARACIÓN

Precaliente el horno a 375 ° F (190 ° C).

En un tazón, mezcle el aceite de oliva, el chile en polvo, el comino, el pimentón, la sal y la pimienta.

Unte los filetes de bacalao con la mezcla de especias.

Hornea durante 12-15 minutos o hasta que el bacalao esté escamoso.

Desmenuza el bacalao y arma los tacos con tortillas, ensalada de repollo, salsa y rodajas de aguacate.

Tiempo de preparación: 20 minutos

Valor nutricional: Alto contenido de proteínas, fibra y grasas saludables.

4. Wraps de ensalada de atún con especias de jengibre

INGREDIENTES

2 latas (5 oz cada una) de atún, escurrido

1/4 taza de mayonesa (preferiblemente casera o comprada en una tienda de calidad)

1 cucharada de jengibre rallado

1 cucharada de salsa de soja o tamari

1 cucharadita de aceite de sésamo

Hojas de lechuga o wraps sin gluten

Rodajas de aguacate y tiras de pepino para cubrir

PREPARACIÓN

En un tazón, mezcle el atún escurrido, la mayonesa, el jengibre rallado, la salsa de soja o tamari y el aceite de sésamo.

Vierta la mezcla de atún sobre hojas o envolturas de lechuga.

Cubra con rodajas de aguacate y tiras de pepino.

Enrolle en envolturas y asegúrelo con palillos de dientes si es necesario.

Tiempo de preparación: 15 minutos

Valor nutricional: Alto contenido en proteínas, ácidos grasos omega-3 y antioxidantes.

5.   Camarones al curry

INGREDIENTES

1 libra de camarones, pelados y desvenados

1 cucharada de aceite de coco

1 cebolla finamente picada

2 dientes de ajo picados

1 cucharada de jengibre rallado

1 cucharada de curry en polvo

1 lata (14 oz) de leche de coco

1 taza de tomates cherry, cortados a la mitad

Cilantro fresco para decorar

Sal y pimienta al gusto

PREPARACIÓN

En una sartén, calienta el aceite de coco a fuego medio. Agregue la cebolla picada, el ajo picado y el jengibre rallado. Saltee hasta que se ablanden.

Agregue el curry en polvo y revuelva durante 1-2 minutos.

Agregue los camarones pelados y desvenados y cocine hasta que se pongan rosados.

Vierta la leche de coco y agregue los tomates cherry. Cocine a fuego lento durante 5-7 minutos.

Condimentar con sal y pimienta. Adorne con cilantro fresco antes de servir.

Tiempo de preparación: 25 minutos

Valor nutricional: Alto contenido en proteínas, grasas saludables y especias antiinflamatorias.

6. Arroz frito con camarones y coliflor

INGREDIENTES

1 libra de camarones, pelados y desvenados

1 cabeza de coliflor, rallada

2 cucharadas de aceite de coco

1 cebolla cortada en cubitos

2 zanahorias, cortadas en cubitos

2 dientes de ajo picados

1 cucharada de jengibre rallado

2 huevos batidos

3 cucharadas de tamari o aminoácidos de coco

Cebollas verdes para decorar

Semillas de sésamo para decorar

PREPARACIÓN

En una sartén, calienta el aceite de coco a fuego medio. Agregue la cebolla picada, las zanahorias, el ajo picado y el jengibre rallado. Saltee hasta que las verduras estén tiernas.

Empuja las verduras hacia un lado de la sartén y vierte los huevos batidos en el otro lado. Revuelva los huevos hasta que estén cocidos.

Agregue la coliflor rallada a la sartén y saltee durante 3-4 minutos.

Agregue los camarones pelados y desvenados y cocine hasta que se pongan rosados.

Vierta tamari o aminoácidos de coco sobre la mezcla y revuelva para combinar.

Adorne con cebollas verdes y semillas de sésamo antes de servir.

Tiempo de preparación: 30 minutos

Valor nutricional: Bajo en carbohidratos, alto en proteínas y una buena fuente de vitaminas.

7. Pescado Blanco Curry Rojo

INGREDIENTES

4 filetes de pescado blanco (como tilapia o bacalao)

1 cucharada de pasta de curry rojo

1 lata (14 oz) de leche de coco

1 pimiento rojo, cortado en rodajas

1 calabacín cortado en rodajas

1 cucharada de salsa de pescado

Hojas frescas de albahaca para decorar

Arroz cocido para servir

PREPARACIÓN

En una sartén, caliente la pasta de curry rojo a fuego medio durante 1-2 minutos.

Vierta la leche de coco y revuelva hasta que la pasta de curry se disuelva por completo.

Agregue el pimiento rojo en rodajas y el calabacín a la sartén. Cocine a fuego lento durante 5-7 minutos.

Sazone los filetes de pescado con sal y pimienta, luego agréguelos a la sartén.

Cocine durante 5-7 minutos o hasta que el pescado esté bien cocido.

Agregue la salsa de pescado y decore con albahaca fresca.

Sirva sobre arroz cocido.

Tiempo de preparación: 25 minutos

Valor nutricional: Alto contenido en proteínas, grasas saludables y propiedades antiinflamatorias.

8. Bacalao escalfado con verduras de verano y quinoa

INGREDIENTES

4 filetes de bacalao

1 cucharada de aceite de oliva

1 cebolla cortada en cubitos

2 dientes de ajo picados

1 calabacín, cortado en cubitos

1 calabaza amarilla, cortada en cubitos

1 taza de tomates cherry, cortados a la mitad

1 taza de quinua cocida

Perejil fresco para decorar

Rodajas de limón para servir

Sal y pimienta al gusto

PREPARACIÓN

Sazone los filetes de bacalao con sal y pimienta.

En una sartén grande, calienta el aceite de oliva a fuego medio. Agregue la cebolla picada y el ajo picado y saltee hasta que se ablanden.

Agregue el calabacín cortado en cubitos y la calabaza amarilla y cocine hasta que estén tiernos.

Coloque los filetes de bacalao encima de la mezcla de verduras y agregue los tomates cherry.

Tapa la sartén y pocha el bacalao durante 8-10 minutos o hasta que se desmenuce fácilmente.

Sirve el bacalao sobre quinua cocida, adornado con perejil fresco y rodajas de limón.

Tiempo de preparación: 30 minutos

Valor nutricional: Alto contenido en proteínas, fibra y vitaminas.

9. Estofado picante de camarones, quimbombó y tomate

INGREDIENTES

1 libra de camarones, pelados y desvenados

2 cucharadas de aceite de oliva

1 cebolla cortada en cubitos

2 dientes de ajo picados

1 cucharadita de pimentón ahumado

1/2 cucharadita de pimienta de cayena

1 lata (14 oz) de tomates cortados en cubitos

1 taza de quimbombó, en rodajas

Sal y pimienta al gusto

Cilantro fresco para decorar

PREPARACIÓN

En una sartén, calienta el aceite de oliva a fuego medio. Agregue la cebolla picada y el ajo picado y saltee hasta que se ablanden.

Agregue el pimentón ahumado y la pimienta de cayena y revuelva durante 1-2 minutos.

Agregue los camarones pelados y desvenados y cocine hasta que se pongan rosados.

Vierta los tomates cortados en cubitos y la okra en rodajas. Cocine a fuego lento durante 10-12 minutos.

Condimentar con sal y pimienta. Adorne con cilantro fresco antes de servir.

Tiempo de preparación: 25 minutos

Valor nutricional: Alto contenido en proteínas, antioxidantes y especias antiinflamatorias.

10. Cazuela de cangrejo y espárragos

INGREDIENTES

1 libra de carne de cangrejo

1 libra de espárragos, recortados y blanqueados

1/4 taza de mayonesa (preferiblemente casera o comprada en una tienda de calidad)

1/4 taza de crema agria

1 cucharada de mostaza de Dijon

1 cucharadita de condimento Old Bay

1 taza de queso cheddar rallado

Cebollino picado para decorar

PREPARACIÓN

Precaliente el horno a 375 ° F (190 ° C).

En un tazón, combine la carne de cangrejo, los espárragos blanqueados, la mayonesa, la crema agria, la mostaza de Dijon y el condimento Old Bay.

Transfiera la mezcla a una fuente para hornear.

Cubra con queso cheddar rallado.

Hornee durante 20-25 minutos o hasta que la cazuela burbujee y el queso se derrita.

Adorne con cebollino picado antes de servir.

Tiempo de preparación: 30 minutos

Valor nutricional: Alto contenido en proteínas, grasas saludables y vitaminas.

CAPÍTULO 6: AVES DE CORRAL Y CARNE

1. ## Wraps de lechuga y pollo con nueces

INGREDIENTES

1 libra de pollo molido

1 cucharada de aceite de coco

1/2 taza de castañas de agua, picadas

1/4 taza de cebollas verdes, cortadas en rodajas

2 cucharadas de mantequilla de almendras

1 cucharada de aminoácidos de coco

1 cucharadita de aceite de sésamo

Hojas de lechuga con mantequilla para envolver

PREPARACIÓN

En una sartén, calienta el aceite de coco a fuego medio. Agregue el pollo molido y cocine hasta que se dore.

Agregue las castañas de agua y las cebollas verdes a la sartén. Cocine por 2-3 minutos más.

En un tazón pequeño, mezcle la mantequilla de almendras, los aminoácidos de coco y el aceite de sésamo. Vierta sobre la mezcla de pollo y revuelva para combinar.

Vierta la mezcla en hojas de lechuga con mantequilla para envolver.

Tiempo de preparación: 20 minutos

Valor nutricional: Alto en proteínas, grasas saludables y bajo en carbohidratos.

2. Pastel de cordero y pastor

INGREDIENTES

1 libra de cordero molido

1 cebolla cortada en cubitos

2 zanahorias, cortadas en cubitos

2 dientes de ajo picados

1 taza de guisantes verdes

1 taza de caldo de res o verduras

2 cucharadas de pasta de tomate

2 cucharadas de mantequilla o ghee

4 tazas de floretes de coliflor

Sal y pimienta al gusto

PREPARACIÓN

Precaliente el horno a 400 ° F (200 ° C).

En una sartén, dore el cordero molido a fuego medio. Agregue la cebolla picada, las zanahorias y el ajo picado. Cocine hasta que las verduras estén tiernas.

Agregue los guisantes, el caldo de res o de verduras y la pasta de tomate. Cocine a fuego lento durante 10-12 minutos.

En una olla aparte, cocine al vapor la coliflor hasta que esté tierna. Triturar con mantequilla o ghee y sazonar con sal y pimienta.

Transfiera la mezcla de cordero a una fuente para hornear y cubra con puré de coliflor.

Hornee durante 20-25 minutos o hasta que la parte superior esté dorada.

Tiempo de preparación: 45 minutos

Valor nutricional: Alto en proteínas, grasas saludables y bajo en carbohidratos.

3. Cazuela cremosa de ternera

INGREDIENTES

1.5 libras de carne molida

1 cebolla cortada en cubitos

2 dientes de ajo picados

1 taza de champiñones, cortados en rodajas

1 taza de espinacas picadas

1 taza de leche de coco

1/4 taza de levadura nutricional

Sal y pimienta al gusto

PREPARACIÓN

Precaliente el horno a 375 ° F (190 ° C).

En una sartén, dore la carne molida a fuego medio. Agregue la cebolla picada, el ajo picado, los champiñones y las espinacas. Cocine hasta que las verduras estén tiernas.

En un bol, mezcla la leche de coco y la levadura nutricional. Vierta sobre la mezcla de carne y revuelva para combinar.

Transfiera la mezcla a una fuente para hornear.

Hornee durante 20-25 minutos o hasta que la cazuela burbujee.

Tiempo de preparación: 35 minutos

Valor nutricional: Alto contenido en proteínas, grasas saludables y sin lácteos.

4. Piccata de pavo con calabacín al limón

INGREDIENTES

1.5 libras de pechuga de pavo, cortada en rodajas finas

Sal y pimienta al gusto

2 cucharadas de harina de coco

2 cucharadas de aceite de coco

1/2 taza de caldo de pollo

Zumo de 2 limones

2 cucharadas de alcaparras

2 calabacines, en espiral

Perejil fresco para decorar

PREPARACIÓN

Sazone las rodajas de pavo con sal y pimienta, luego drague en harina de coco.

En una sartén, calienta el aceite de coco a fuego medio-alto. Cocine las rodajas de pavo durante 2-3 minutos por lado hasta que estén doradas.

Retira el pavo de la sartén. En la misma sartén, agregue el caldo de pollo, el jugo de limón y las alcaparras. Cocine a fuego lento durante 5 minutos.

En una sartén aparte, saltee el calabacín en espiral hasta que esté tierno.

Sirva el pavo sobre calabacín de limón, rocíe con salsa piccata y decore con perejil fresco.

Tiempo de preparación: 25 minutos

Valor nutricional: Alto en proteínas, bajo en carbohidratos y una buena fuente de vitaminas.

5. Cuencos de Joe descuidados en olla de cocción lenta

INGREDIENTES

2 libras de carne molida

1 cebolla cortada en cubitos

2 dientes de ajo picados

1 pimiento morrón, cortado en cubitos

1 lata (14 oz) de tomates triturados

1/4 taza de pasta de tomate

2 cucharadas de vinagre de sidra de manzana

1 cucharada de miel o jarabe de arce

1 cucharadita de chile en polvo

Sal y pimienta al gusto

Arroz de camote o coliflor para servir

PREPARACIÓN

En una sartén, dore la carne molida a fuego medio. Agregue la cebolla picada, el ajo picado y el pimiento morrón. Cocine hasta que las verduras estén tiernas.

Transfiera la mezcla de carne a una olla de cocción lenta.

Agregue los tomates triturados, la pasta de tomate, el vinagre de sidra de manzana, la miel o el jarabe de arce, el chile en polvo, la sal y la pimienta. Revuelva para combinar.

Cocine a fuego lento durante 4-6 horas.

Sirva sobre arroz de camote o coliflor.

Tiempo de preparación: 20 minutos (más el tiempo de olla de cocción lenta)

Valor nutricional: Alto en proteínas, bajo en carbohidratos y libre de azúcares refinados.

6. Fajitas de bistec con cebolla y pimientos

INGREDIENTES

1.5 libras de filete de falda, cortado en rodajas finas

1 cebolla cortada en rodajas

2 pimientos morrones, cortados en rodajas

2 cucharadas de aceite de oliva

1 cucharada de chile en polvo

1 cucharadita de comino

1 cucharadita de pimentón ahumado

Sal y pimienta al gusto

Hojas de lechuga o tortillas sin gluten para servir

Guacamole y salsa para cubrir

PREPARACIÓN

En un tazón, mezcle el filete de falda en rodajas, la cebolla en rodajas, los pimientos morrones en rodajas, el aceite de oliva, el chile en polvo, el comino, el pimentón ahumado, la sal y la pimienta.

Calienta una sartén a fuego medio-alto. Agrega la mezcla de bistec y verduras. Cocine durante 8-10 minutos hasta que el bistec esté cocido y las verduras estén tiernas.

Sirve la mezcla de fajitas en hojas de lechuga o tortillas sin gluten.

Cubra con guacamole y salsa.

Tiempo de preparación: 30 minutos

Valor nutricional: Alto en proteínas, bajo en carbohidratos y una buena fuente de vitaminas.

7.   Ensalada de pepino

INGREDIENTES

2 pepinos, cortados en rodajas finas

1/4 taza de cebolla morada, cortada en rodajas finas

1/4 taza de eneldo fresco, picado

2 cucharadas de vinagre de sidra de manzana

1 cucharada de aceite de oliva

Sal y pimienta al gusto

PREPARACIÓN

En un tazón, combine los pepinos en rodajas finas, la cebolla morada en rodajas finas y el eneldo fresco picado.

En un tazón pequeño, mezcle el vinagre de sidra de manzana, el aceite de oliva, la sal y la pimienta.

Vierta el aderezo sobre la mezcla de pepino y mezcle hasta que esté bien cubierto.

Refrigere durante al menos 30 minutos antes de servir.

Tiempo de preparación: 10 minutos

Valor nutricional: Bajo en calorías, hidratante y una buena fuente de vitaminas.

8. Albóndigas de pastel de carne Wraps de lechuga con salsa para mojar

INGREDIENTES

Para albóndigas:

1 libra de carne molida

1 huevo

1/2 taza de harina de almendras

1/4 taza de leche de almendras

2 cucharadas de pasta de tomate

1 cucharadita de ajo en polvo

1 cucharadita de cebolla en polvo

Sal y pimienta al gusto

Para mojar salsa:

1/4 taza de mayonesa (preferiblemente casera o comprada en una tienda de calidad)

1 cucharada de mostaza de Dijon

1 cucharada de miel o jarabe de arce

PREPARACIÓN

Precaliente el horno a 375 ° F (190 ° C).

En un tazón, combine la carne molida, el huevo, la harina de almendras, la leche de almendras, la pasta de tomate, el ajo en polvo, la cebolla en polvo, la sal y la pimienta.

Forme albóndigas con la mezcla y colóquelas en una bandeja para hornear.

Hornee durante 20-25 minutos o hasta que las albóndigas estén bien cocidas.

En un tazón pequeño, mezcle la mayonesa, la mostaza de Dijon y la miel o el jarabe de arce para hacer la salsa para mojar.

Sirva las albóndigas en envolturas de lechuga con la salsa para mojar.

Tiempo de preparación: 30 minutos

Valor nutricional: Alto en proteínas, bajo en carbohidratos y sin gluten.

9. Rollos de repollo sin relleno

INGREDIENTES

1 libra de pavo molido

1 cebolla cortada en cubitos

2 dientes de ajo picados

1 repollo rallado

1 lata (14 oz) de tomates cortados en cubitos

1 lata (14 oz) de salsa de tomate

1 cucharadita de orégano seco

1 cucharadita de tomillo seco

Sal y pimienta al gusto

PREPARACIÓN

En una sartén, dore el pavo molido a fuego medio. Agregue la cebolla picada y el ajo picado. Cocine hasta que la cebolla esté transparente.

Agregue el repollo rallado, los tomates cortados en cubitos, la salsa de tomate, el orégano seco, el tomillo seco, la sal y la pimienta. Revuelva para combinar.

Cocine a fuego lento durante 15-20 minutos hasta que el repollo esté tierno.

Tiempo de preparación: 30 minutos

Valor nutricional: Alto en proteínas, bajo en carbohidratos y una buena fuente de fibra.

10. Sartén de cordero con canela

INGREDIENTES

1.5 libras de cordero molido

1 cebolla cortada en cubitos

2 dientes de ajo picados

1 cucharadita de canela molida

1 cucharadita de comino

1 cucharadita de cilantro

1 taza de tomates cherry, cortados a la mitad

Menta fresca para decorar

Sal y pimienta al gusto

PREPARACIÓN

En una sartén, dore el cordero molido a fuego medio. Agregue la cebolla picada y el ajo picado. Cocine hasta que la cebolla esté transparente.

Agregue la canela molida, el comino, el cilantro, la sal y la pimienta.

Agregue los tomates cherry y cocine por 5 minutos más.

Adorne con menta fresca antes de servir.

Tiempo de preparación: 25 minutos

Valor nutricional: Alto en proteínas, rico en especias aromáticas y bajo en carbohidratos.

11. Pizzas mediterráneas de pollo

INGREDIENTES

4 pechugas de pollo deshuesadas y sin piel

2 cucharadas de aceite de oliva

1 cucharadita de orégano seco

1 cucharadita de albahaca seca

1/2 cucharadita de ajo en polvo

Sal y pimienta al gusto

1 taza de tomates cherry, cortados en rodajas

1/2 taza de aceitunas negras, cortadas en rodajas

1/2 taza de queso feta, desmenuzado

Albahaca fresca para decorar

PREPARACIÓN

Precaliente el horno a 400 ° F (200 ° C).

Coloque las pechugas de pollo en una bandeja para hornear. Rocíe con aceite de oliva y espolvoree con orégano seco, albahaca seca, ajo en polvo, sal y pimienta.

Hornee durante 20-25 minutos o hasta que el pollo esté bien cocido.

Cubra cada pechuga de pollo con tomates cherry en rodajas, aceitunas negras en rodajas y queso feta desmenuzado.

Regrese al horno y hornee por 5 minutos más o hasta que el queso se derrita.

Adorne con albahaca fresca antes de servir.

Tiempo de preparación: 30 minutos

Valor nutricional: Alto en proteínas, bajo en carbohidratos y con sabor al Mediterráneo.

12. Zuppa Toscana de una olla

INGREDIENTES

1 libra de salchicha italiana, desmenuzada

1 cebolla cortada en cubitos

3 dientes de ajo picados

4 tazas de col rizada, picada

4 tazas de caldo de pollo

1 taza de leche de coco

3 papas medianas, cortadas en rodajas

Sal y pimienta al gusto

PREPARACIÓN

En una olla grande, dore la salchicha italiana desmenuzada a fuego medio. Agregue la cebolla picada y el ajo picado. Cocine hasta que la cebolla esté transparente.

Agregue la col rizada picada, el caldo de pollo, la leche de coco y las papas en rodajas. Llevar a fuego lento.

Cocine a fuego lento durante 20-25 minutos o hasta que las papas estén tiernas.

Sazone con sal y pimienta antes de servir.

Tiempo de preparación: 35 minutos

Valor nutricional: Alto en proteínas, bajo en carbohidratos y una buena fuente de vitaminas.

CAPÍTULO 7: POSTRES

1. Ciruelas escalfadas de vainilla y manzanilla

INGREDIENTES

4 ciruelas, cortadas por la mitad y sin hueso

2 tazas de agua

1/2 taza de miel o jarabe de arce

2 bolsitas de té de manzanilla

1 vaina de vainilla, partida y con las semillas raspadas

Ralladura de 1 naranja

PREPARACIÓN

En una cacerola, combine el agua, la miel o el jarabe de arce, las bolsitas de té de manzanilla, la vaina de vainilla y las semillas, y la ralladura de naranja.

Lleve la mezcla a fuego lento, revolviendo hasta que el edulcorante se disuelva.

Agregue las mitades de ciruela al líquido hirviendo. Escalfar durante 5-7 minutos o hasta que las ciruelas estén tiernas.

Retire las ciruelas y déjelas enfriar antes de servir.

Tiempo de preparación: 15 minutos

Valor nutricional: Bajo en calorías, alto en antioxidantes y una buena fuente de vitaminas.

2.   Salsa de manzana y pera

INGREDIENTES

4 manzanas, peladas, sin corazón y cortadas en cubitos

4 peras, peladas, sin corazón y cortadas en cubitos

1/4 taza de agua

1 cucharadita de canela

1/2 cucharadita de nuez moscada

1 cucharada de miel o jarabe de arce (opcional)

PREPARACIÓN

En una cacerola, combine las manzanas cortadas en cubitos, las peras cortadas en cubitos, el agua, la canela y la nuez moscada.

Cocine a fuego medio hasta que las frutas estén blandas y se trituren fácilmente con un tenedor.

Tritura las frutas hasta obtener la consistencia deseada.

Si lo desea, agregue miel o jarabe de arce para darle dulzura.

Deje que la salsa se enfríe antes de servir.

Tiempo de preparación: 20 minutos

Valor nutricional: Alto contenido de fibra, vitaminas y dulzura natural.

3. Compota de arándanos y naranja

INGREDIENTES

2 tazas de arándanos frescos o congelados

1/2 taza de jugo de naranja

Ralladura de 1 naranja

1/4 taza de miel o jarabe de arce

1 ramita de canela

PREPARACIÓN

En una cacerola, combine los arándanos, el jugo de naranja, la ralladura de naranja, la miel o el jarabe de arce y una rama de canela.

Lleve la mezcla a fuego lento a fuego medio.

Cocine durante 10-15 minutos o hasta que los arándanos revienten y la compota espese.

Retira la rama de canela y deja enfriar la compota antes de servir.

Tiempo de preparación: 15 minutos

Valor nutricional: Alto contenido en antioxidantes, vitamina C y dulzura natural.

4. Barras de crema y duraznos congelados de aguacate y chocolate

INGREDIENTES

2 aguacates maduros

1/4 taza de cacao en polvo

1/4 taza de miel o jarabe de arce

1 cucharadita de extracto de vainilla

1 taza de rodajas de durazno congeladas

PREPARACIÓN

En una licuadora, combine los aguacates, el cacao en polvo, la miel o el jarabe de arce y el extracto de vainilla. Licúa hasta que quede suave.

En un molde para paletas, cubra la mezcla de aguacate y chocolate con rodajas de durazno congeladas.

Inserte palitos de helado y congele durante al menos 4 horas o hasta que estén sólidos.

Pasa el molde por agua tibia para liberar las barras antes de servir.

Tiempo de preparación: 15 minutos + tiempo de congelación

Valor nutricional: Alto contenido de grasas saludables, antioxidantes y dulzura natural.

5. Granizado fresco de menta y melaza

INGREDIENTES

2 tazas de melón dulce, cortado en cubitos

1/2 taza de hojas de menta fresca

1 cucharada de miel o jarabe de arce

2 tazas de cubitos de hielo

1/2 taza de agua fría

PREPARACIÓN

En una licuadora, combine el melón dulce, las hojas de menta fresca, la miel o el jarabe de arce, los cubitos de hielo y el agua fría.

Mezcle hasta que quede suave y fangoso.

Vierta en vasos y decore con hojas de menta adicionales si lo desea.

Servir inmediatamente.

Tiempo de preparación: 10 minutos

Valor nutricional: Hidratante, bajo en calorías y alto en vitaminas.

6. Barritas de arándanos y coco cubiertas de chocolate

INGREDIENTES

1 taza de arándanos frescos

1/4 taza de coco rallado

1/4 taza de aceite de coco, derretido

2 cucharadas de cacao en polvo

1 cucharada de miel o jarabe de arce

1/2 cucharadita de extracto de vainilla

PREPARACIÓN

Cubra una fuente pequeña para hornear con papel pergamino.

En un tazón, combine los arándanos frescos y el coco rallado. Extienda uniformemente en el plato preparado.

En un recipiente aparte, mezcle el aceite de coco derretido, el cacao en polvo, la miel o el jarabe de arce y el extracto de vainilla. Vierta sobre la mezcla de arándanos y coco.

Congele durante al menos 2 horas o hasta que esté firme.

Cortar en barras y servir.

Tiempo de preparación: 15 minutos + tiempo de congelación

Valor nutricional: Alto contenido de antioxidantes, grasas saludables y dulzura natural.

7. Peras escalfadas a la naranja con nuez moscada

INGREDIENTES

4 peras maduras, peladas y cortadas por la mitad

2 tazas de jugo de naranja

Ralladura de 1 naranja

1/4 taza de miel o jarabe de arce

1/2 cucharadita de nuez moscada molida

PREPARACIÓN

En una olla, combine el jugo de naranja, la ralladura de naranja, la miel o el jarabe de arce y la nuez moscada molida.

Lleve el líquido a fuego lento a fuego medio.

Coloque suavemente las mitades de pera en el líquido hirviendo.

Escalfar durante 15-20 minutos o hasta que las peras estén tiernas.

Retira las peras y déjalas enfriar antes de servir.

Tiempo de preparación: 30 minutos

Valor nutricional: Alto contenido de fibra, vitamina C y dulzura natural.

CAPÍTULO 8: ALIMENTOS BÁSICOS DE LA COCINA

1. Crema de coco

INGREDIENTES

2 latas (14 oz cada una) de leche de coco entera

PREPARACIÓN

Enfríe las latas de leche de coco en el refrigerador durante la noche.

Abra las latas sin agitar y saque la crema de coco espesa que se ha separado en la parte superior.

Coloque la crema de coco en un bol y bata con una batidora de mano hasta que quede suave.

Úselo inmediatamente o guárdelo en un recipiente sellado en el refrigerador.

Tiempo de preparación: 10 minutos (más tiempo de enfriamiento)

Valor nutricional: Alto contenido en grasas saludables y una alternativa sin lácteos.

2.   Salchicha Italiana

INGREDIENTES

1 libra de carne de cerdo molida

1 cucharadita de semillas de hinojo

1 cucharadita de orégano seco

1 cucharadita de albahaca seca

1/2 cucharadita de ajo en polvo

1/2 cucharadita de cebolla en polvo

1/2 cucharadita de pimentón

1/2 cucharadita de sal

1/4 cucharadita de pimienta negra

Una pizca de hojuelas de pimiento rojo (opcional)

PREPARACIÓN

En un tazón, combine la carne de cerdo molida con semillas de hinojo, orégano seco, albahaca seca, ajo en polvo, cebolla en polvo, pimentón, sal, pimienta negra y hojuelas de pimiento rojo si lo usa.

Mezcla bien los ingredientes.

Forme la mezcla en hamburguesas o migajas de salchicha.

Cocine la salchicha en una sartén a fuego medio hasta que se dore y esté bien cocida.

Tiempo de preparación: 15 minutos

Valor nutricional: Alto contenido en proteínas y libre de aditivos que se encuentran en las salchichas comerciales.

3.   Huevos duros

INGREDIENTES

Huevos

PREPARACIÓN

Coloque los huevos en una sola capa en una cacerola u olla.

Cubra los huevos con agua, asegurándose de que estén completamente sumergidos.

Pon a hervir el agua a fuego medio-alto.

Una vez que hierva, reduzca el fuego a bajo y cocine a fuego lento durante 10 minutos.

Escurre el agua caliente y transfiere los huevos a un baño de hielo para que se enfríen.

Una vez enfriados, pelar los huevos.

Tiempo de preparación: 15 minutos

Valor nutricional: Alto contenido en proteínas, vitaminas y minerales.

4.   Ajo asado

INGREDIENTES

Bulbos de ajo enteros

Aceite de oliva

Sal

PREPARACIÓN

Precaliente el horno a 400 ° F (200 ° C).

Pela las capas externas sueltas de la piel del bulbo de ajo, dejando las pieles que cubren los dientes individuales.

Corta la parte superior de los bulbos de ajo, exponiendo la parte superior de los dientes.

Coloque los bulbos de ajo en un trozo de papel de aluminio.

Rocíe aceite de oliva sobre los dientes de ajo expuestos, dejando que penetre en los dientes.

Espolvorea con una pizca de sal.

Envuelva los bulbos de ajo en el papel de aluminio y colóquelos en el horno durante unos 30-40 minutos o hasta que los dientes se sientan suaves al presionarlos.

Una vez asados, déjalos enfriar un poco antes de exprimir los dientes de ajo.

Tiempo de preparación: 40 minutos

Valor nutricional: Alto contenido en antioxidantes y agrega sabor a los platos.

5. Cebollas caramelizadas en olla de cocción lenta

INGREDIENTES

6 cebollas grandes, cortadas en rodajas finas

2 cucharadas de aceite de oliva

1/2 cucharadita de sal

1/2 cucharadita de azúcar de coco (opcional)

PREPARACIÓN

Coloque las cebollas en rodajas en la olla de cocción lenta.

Rocíe aceite de oliva sobre las cebollas y espolvoree con sal.

Si lo desea, agregue azúcar de coco para darle un toque de dulzura.

Revuelva para cubrir las cebollas con aceite y condimentos.

Cocine a fuego lento durante 10-12 horas, revolviendo ocasionalmente, hasta que las cebollas estén doradas y caramelizadas.

Tiempo de preparación: 10-12 horas (tiempo de olla de cocción lenta)

Valor nutricional: Alto en sabor, agrega dulzura sin azúcares añadidos.

6. Mayonesa casera

INGREDIENTES

1 huevo, a temperatura ambiente

1 cucharada de mostaza de Dijon

1 taza de aceite de oliva o aceite de aguacate de sabor ligero

1 cucharada de vinagre de sidra de manzana o jugo de limón

Sal al gusto

PREPARACIÓN

En una licuadora o procesador de alimentos, combine el huevo y la mostaza de Dijon. Licúa hasta que esté bien mezclado.

Con la licuadora o el procesador de alimentos en funcionamiento, vierta lentamente el aceite en un chorro muy delgado hasta que la mezcla comience a espesarse.

Agregue vinagre de sidra de manzana o jugo de limón y continúe mezclando hasta que la mayonesa alcance la consistencia deseada.

Sazone con sal al gusto y mezcle brevemente para combinar.

Guárdelo en un recipiente sellado en el refrigerador.

Tiempo de preparación: 10 minutos

Valor nutricional: La mayonesa casera no contiene aditivos artificiales y se puede personalizar para adaptarse a las preferencias de gusto personales.

CONCLUSIÓN

El camino de una tiroiditis de Hashimoto recién diagnosticada puede ser intimidante, pero con la comprensión correcta y un enfoque guiado, puede convertirse en una oportunidad de transformación.

Este libro buscaba proporcionar un conocimiento integral de la dieta amigable con Hashimoto, enfatizando la comida, el equilibrio y una conexión consciente con el cuerpo, en lugar de simplemente una serie de recetas.

Navegar por las complejidades de la enfermedad de Hashimoto implica algo más que adaptarse a los ajustes en la dieta; Es un viaje de autodescubrimiento y empoderamiento. A medida que hemos ido revisando los platos, que van desde desayunos ricos en nutrientes hasta cenas abundantes y deliciosos dulces, el mensaje subyacente ha sido claro: la comida puede ser tanto medicina como celebración.

Podemos mejorar la salud de nuestra tiroides y el bienestar general mediante la incorporación de sustancias antiinflamatorias ricas en nutrientes. Las recetas presentadas aquí son más que simples instrucciones; Son una invitación a disfrutar de los sabores de los alimentos nutritivos y curativos mientras se cultiva una relación positiva con el acto de comer.

Recuerde que la experiencia de Hashimoto de cada persona es única, y esta guía sirve como base para desarrollar un enfoque personalizado y a largo plazo para una dieta amigable con Hashimoto. Considere este viaje como uno de autocuidado, autodescubrimiento y una apreciación renovada del impacto significativo que la alimentación consciente puede tener en nuestra salud y vitalidad.

Espero que este libro sea un compañero útil y motivador para usted a medida que emprende este camino nutricional que le cambiará la vida. Brindemos por una vida llena de opciones sabrosas y saludables que te animen a prosperar en el camino de Hashimoto.